Die Helferin vom Roten Kreuz

von

Schwester Anna von Zimmermann
Oberin

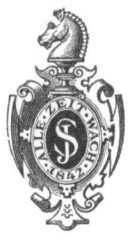

Springer-Verlag Berlin Heidelberg GmbH 1914

ISBN 978-3-662-24102-8   ISBN 978-3-662-26214-6 (eBook)
DOI 10.1007/978-3-662-26214-6

Dem Direktorium des Albertvereins
Frauen-Verein vom Roten Kreuz im Königreich Sachsen
gewidmet.

Motto:
Immer strebe zum Ganzen und kannst du
selber kein Ganzes werden, als dienendes
Glied schließ an ein Ganzes dich an.

(Schiller.)

Vorwort.

Das Kriegsjahr 1914, das deutsche Männer und Frauen in warmer Vaterlandsliebe und glühender Begeisterung eint und zum Schutz und zur Hilfe des bedrohten Vaterlandes aufruft, wird auch den Grad der Verwendbarkeit der deutschen Helferin vom Roten Kreuz im Ernstfall erweisen.

Ungezählte Scharen deutscher Frauen sind jetzt allerorts zum Helferinnendienst herbeigeeilt, vom Drang zu helfen beseelt, vom Wunsch ihren Lieben im Felde beizustehen.

Wenige bedachten, daß die Hilfe den Anforderungen entsprechen muß, darum wurden viele enttäuscht.

Denjenigen, die zur Ausbildung kommen, ist vor allem Klarheit nötig über die Bedeutung der Helferinnenarbeit, damit sie ihre eigenen Erwartungen nicht zu hoch spannen und nicht hinter den Anforderungen zurückbleiben, die an sie gestellt werden müssen.

Möge dieses Schriftchen aufklärenden Nutzen bringen.

Leipzig, Oktober 1914.

Die Verfasserin.

Inhalt.

	Seite
Einleitung	1
Das Rote Kreuz und seine Aufgaben	4
Die Verwendung der Helferin unter dem Roten Kreuz	11
Die Stellung der Helferin zu den Vorgesetzten und ihre Ausbildung	20
Pflichterfüllung der Helferin im rechten Geist	29

Einleitung.

Der jüngste Sproß des Bundes, zu dem der Patriotismus und die Humanität einander die Hand reichten, ist die vom Zentralkomitee vom Roten Kreuz und Hauptvorstand des Vaterländischen Frauenvereins aus der Taufe gehobene „Helferin vom Roten Kreuz".

Zu den vom Roten Kreuz übernommenen Aufgaben, schon in Friedenszeiten vollwertige Pflegekräfte, staatlich geprüfte Berufsschwestern auszubilden, die im Kriegsfall den staatlichen Sanitätsdienst in den Etappen und dem Heimatsgebiet unterstützen und Hilfsschwestern zur Entlastung der Vollschwestern vorzubilden, hat sich die Ausbildung von Helferinnen vom Roten Kreuz gesellt.

Erfahrung und Vorsorge haben die Zentralstellen des Roten Kreuzes veranlaßt, diese Hilfskräfte heranzuziehen, um in der Stunde der Kriegsnot, wenn das Vaterland seine Söhne ins Feld ruft, neben den im Feld tätigen Berufsschwestern auch weiteren Kreisen deutscher

Mädchen und Frauen Gelegenheit zu geben, sich für das Vaterland an den Verwundeten in der Heimat als Hilfskräfte zu betätigen, auf Grund fachgemäßer Vorbereitung im Frieden.

Der Gedanke der Helferin vom Roten Kreuz hat überall gezündet. In Scharen sind Frauen und Mädchen herbeigeströmt, sich dem Dienst unter dem Roten Kreuz zu stellen.

Nicht um Sport und Sensation handelt es sich, keine Modesache gilt es mitzumachen. Auch nicht persönliche Interessen gilt es zu fördern, billige Ausbildungsmöglichkeit zu erreichen für späteren Broterwerb, nicht Kenntnisse zu sammeln, die nur im Familienkreis ihre Verwendung finden.

Um Vaterlandsdienst handelt es sich, um eine ernste, heilige Sache.

Darum genügt auch die theoretische und technische Ausbildung der Helferin vom Roten Kreuz nicht allein! Es sollte ihr bei der Diensteinstellung die ethische Seite ihrer Aufgabe warm ans Herz gelegt und fest eingeprägt werden, damit sie an ihrem Teil, gefestigt in Pflichtgefühl und Disziplin, eingeschaltet werden kann in den großen Apparat, der unter dem weißen Banner mit dem roten Kreuz in Kriegsnot und Gefahr für das Vaterland festgefügt bereit steht.

Einleitung.

Um wirklichen Nutzen zu bringen und ihren Zweck zu erfüllen, muß die Helferin

1. das Rote Kreuz und seine Aufgaben kennen,
2. über ihre Verwendung in demselben aufgeklärt sein,
3. sich ihrer Stellung unter den Vorgesetzten bewußt sein,
4. ihre Pflichten verstehen und sie im rechten Geist erfüllen.

Dann trägt sie zu Recht den Ehrentitel Helferin vom Roten Kreuz.

Das Rote Kreuz und seine Aufgaben.

Aus dem Notschrei der Verwundeten auf dem Schlachtfeld bei Solferino im Jahre 1859 ist das Rote Kreuz geboren. Sein Wahrzeichen wurde das rote Kreuz auf weißem Feld, das in der Farbenordnung umgekehrte Wappen der Schweiz, des Landes, aus dem die Anregung zur Bildung des Roten Kreuzes hervorging.

Dem Genfer Bürger Henry Dunant gebührt das Verdienst, durch die Kraft seiner Überzeugung und die Macht seiner Beredsamkeit 16 deutsche Fürsten zu einem Zusammenschluß zur Besserung des Schicksals Verwundeter im Kriege zu bewegen, dem sich später weitere anschlossen.

Das Genfer Abkommen wurde am 22. August 1864 geschlossen. Es sichert allen belegten Feld= und Militärlazaretten, Verbandplätzen, Hospital= einrichtungen Neutralität. Ärzte, männliches, weibliches Pflegepersonal, Transporteure, Feld= geistliche, Kranke, Verwundete werden für unantastbar erklärt. Sie dürfen nicht beschossen, nicht gefangengenommen werden. Nichts, was dem Zweck der Pflege dient, wird Kriegsbeute. Freund und Feind wird ohne Unterschied gepflegt!

Schon im Frieden soll Vorsorge getroffen werden, daß das nötige vorgebildete Pflegepersonal bereitgestellt ist für den Ernstfall und Depots für Ausrüstungen. Dazu bildeten sich Männer- und Frauenvereine. Der älteste Frauenverein, von der Hochseligen Kaiserin Augusta 1866 in Preußen gegründet, der Vaterländische Frauenverein, umfaßt jetzt an 1600 Zweigvereine mit über einer halben Million Mitglieder. Er steht unter dem Allerhöchsten Protektorat Ihrer Majestät der Kaiserin Auguste Viktoria.

Seine Tätigkeit ist weitverzweigt und mannigfach.

Sie umfaßt:
1. Fürsorge für verwundete und erkrankte Krieger im Kriegsfalle,
2. Vorbereitung auf die Kriegsaufgaben im Frieden.
3. Linderung von außerordentlichen Notständen.
4. Beseitigung und Verhütung von wirtschaftlichen und sittlichen Mißständen.

Gleiche Aufgaben erfüllen auch die Frauenvereine der übrigen deutschen Staaten. Männer- und Frauenvereine arbeiten in Fühlung miteinander. Sie unterstehen dem Zentralkomitee vom Roten Kreuz in Berlin für die gemeinsamen Interessen, ohne Beschränkung der Selbständigkeit jedes einzelnen Verbandes in seiner Tätigkeit. Das seit 1869 gebildete Zentralkomitee untersteht dem Kaiserlichen Kommissar und Militärinspekteur in Angelegenheiten der freiwilligen Krankenpflege. Ihre Majestät die Kaiserin ist die Allerhöchste Protektorin.

Die Hauptaufgabe des Roten Kreuzes ist die Unterstützung des staatlichen Sanitätsdienstes im Kriegsfall durch freiwillige Krankenpflege, unter staatlicher Aufsicht unter dem Kaiserlichen Kommissar und Inspekteur der freiwilligen Kriegskrankenpflege.

Zur Unterstützung und Ergänzung des staatlichen Sanitätsdienstes in den Etappen sind nach Ziffer 3 der Dienstvorschrift für die freiwillige Krankenpflege bestimmte Verbände im Kriegsfall zugelassen: Das Rote Kreuz und die Diakonissen unter Johanniterrittern als Delegierten und die katholischen weiblichen und männlichen Orden unter den St.=Georg=Rittern und den Maltheser=Rittern; für das Heimatsgebiet ist auch sonstige freiwillige Krankenpflege gut vorgebildeter Kräfte zulässig.

Das Rote Kreuz ist ein interkonfessioneller Verband, der seine Glieder nicht an ein bestimm=

Das Rote Kreuz und seine Aufgaben. 7

tes Glaubensbekenntnis bindet, sondern jeden an seinem Werk helfender Nächstenliebe teilnehmen läßt, der Tüchtigkeit, Kraft, Unbescholtenheit und die Befähigung für die geforderten Aufgaben beibringt.

Seit 1902 ist durch Reichsgesetz das Rote Kreuz vor Mißbrauch geschützt und die Anwendung desselben nur den beim Zentralkomitee gemeldeten Verbänden gestattet.

Seit dem Erlaß der Vorschriften für die staatliche Prüfung von Krankenpflegepersonal 1906 hat das Rote Kreuz seine Berufsschwestern, und wo einjährige Kurse dafür bestehen, auch seine Hilfsschwestern der staatlichen Prüfung mit guten Resultaten unterworfen.

Seit 1912 ist im Roten Kreuz für Preußen durch Allerhöchste Order eine Diensttracht eingeführt für Schwestern, Hilfsschwestern, Helferinnen. Die meisten Bundesstaaten haben die Waschkleider und das Rote=Kreuz=Mantelabzeichen der Diensttracht auch angenommen.

Der Verband der „Vereinigten deutschen Krankenanstalten vom Roten Kreuz" schließt die Vereine, Anstalten, Schwesternschaften zur gemeinsamen Vertretung ihrer Interessen zusammen.

Die Haupttätigkeit des Roten Kreuzes im Frieden ist die Vorbereitung für die Kriegsauf=

gaben, Ausbildung und Bereitstellung des erforderlichen männlichen und weiblichen Pflegepersonals für den Kriegsfall, sowie des nötigen Materials zur Unterstützung des Kriegssanitätsdienstes, neben der Hilfsbereitschaft bei Notständen, der Tuberkulosefürsorge, dem Kampf gegen den Alkoholmißbrauch und gegen die Säuglingssterblichkeit.

Die Ausbildung in der Krankenpflege umfaßt:

a) Ausbildung von Krankenpflegern und Krankenträgern durch Männervereine,

b) durch Frauenvereine oder dem Zentralkomitee vom Roten Kreuz direkt unterstehende Schwesterschaften die Ausbildung von staatlich geprüften Berufsschwestern, in möglichst 3 Lehr- und Probejahren unentgeltlich gegen Kaution,

c) Ausbildung von Hilfsschwestern in halb- oder einjährigen Kursen gegen Pension,

d) Ausbildung von Helferinnen unentgeltlich in sechswöchigen theoretischen und praktischen Kursen mit zwei Wiederholungskursen und der Verpflichtung, sich im Kriegsfall 3 Monate dem Roten Kreuz zum Dienst zu stellen.

Helferinnen werden auch von Zweigvereinen vom Roten Kreuz, Vereinen der Genossenschaft freiwilliger Krankenpfleger im Kriege, Samaritervereinen und Sanitätskolonnen ausgebildet.

Im August 1914 verfügte das Rote Kreuz ohne den inzwischen im Laufe des Krieges erfolgten bedeutenden Zuwachs, über ein weibliches Pflegepersonal von 9165 Köpfen, einschließlich der 569 Hilfsschwestern und 2541 Helferinnen.

Im Kriege übernimmt das Rote Kreuz:
1. Stellung seiner ausgebildeten Pflegekräfte unter staatlichen Sanitätsdienst.
2. Sammelstellen für Gelder, Bekleidung, Pflegeutensilien, Nahrungsmittel.
3. Annahme und Versendung von Erfrischungsmitteln.
4. Einrichtung von Erfrischungs- und Verbandstellen auf den Bahnhöfen für durchgehende Verwundetentransporte.
5. Verwundetentransporte in die Lazarette.
6. Stellung von Vereinslazarettzügen.
7. Einrichtung von Privathäusern und Genesungsheimen für Rekonvaleszenten. Die Beschaffung der nötigen Einrichtung und Wäsche.
8. Unterstützung hilfsbedürftiger Familien der kämpfenden oder gefallenen Krieger.
9. Depotverwaltung.

Die freiwillige Hilfstätigkeit des Roten Kreuzes muß sich der militärischen Kriegstätigkeit genau eingliedern, sich auf ihr aufbauen. Der militärische Geist, das Verständnis für Disziplin muß allen Gliedern der freiwilligen Krankenpflege in Fleisch und Blut übergegangen sein, nur dann kann sie ergänzend wirken.

Darauf sind die Vorarbeiten des Roten Kreuzes auf allen Gebieten im Frieden einzurichten, so ist das Pflegepersonal vor allem zu schulen, damit es wie das Heer, auf seines Kaisers und obersten Kriegsherrn Ruf zu des Vaterlandes Schutz und Schirm jederzeit gerüstet dasteht.

Bereit sein ist alles!

Die Verwendung der Helferin unter dem Roten Kreuz.

Ihr Name „Helferin" kennzeichnet und begrenzt die Verwendung und Stellung, die ihr im Roten Kreuz zusteht.

Es ist von den Zentralstellen nicht damit gerechnet worden, in der Helferin einen Ersatz für die Schwester von Beruf zu schaffen, nur eine Unterstützung. Eine Entwertung der Schwesternarbeit war damit nicht beabsichtigt, wie das in weiteren Fachkreisen vielfach aufgefaßt worden ist. Wenn eine sechswöchige Ausbildung mit 2 Wiederholungskursen, also 18 Wochen Pflegeerfahrung, für die Anforderungen genügte, die die verantwortliche, selbständige Schwesterntätigkeit stellt, würde nicht die einjährige Ausbildungszeit der Schwestern als zu kurz befunden und der Wunsch nach obligatorischer dreijähriger Ausbildung immer reger geworden sein.

Je tiefer man in die Krankenpflegearbeit eindringt, um so klarer werden einem die hohen Anforderungen, die sie stellt, das weite Feld, das es zu beherrschen gilt und die hohe Verantwortlichkeit, die sie auferlegt. Zu selbständiger Arbeit auf diesem Gebiet, wo es um Menschenleben geht, bedarf es wirklichen Könnens und vor allem der Erfahrung. Beide sind nur durch ernste, stetige Arbeit zu erreichen, durch systematische Arbeit von der Pike auf.

Die Kürze der Kurse, die Zahl der Teilnehmerinnen, die Überlastung der anleitenden Schwester durch ihre pflichtgemäße Versorgung der Kranken neben der praktischen Unterweisung der Helferinnen werden bei größeren Betrieben einer solchen systematischen Arbeit im Wege stehen.

Einzelne Helferinnen in kleinem Betriebe werden am meisten gefördert werden können. Sie werden vor allem auch mehr in den Geist der Schwesternarbeit eindringen, den Unterschied zwischen Liebhaberarbeit und Berufsarbeit verstehen lernen. Die Ausbildung von Helferinnen in Mutterhäusern mit eigenem Krankenhaus wird die besten Resultate zeitigen. Durch den engeren Anschluß der Helferin an das ausbildende Mutterhaus wird ein vertiefender Einfluß auf ihre oberflächliche Ausbildung erreicht werden können.

Die kleinen Mutterhäuser werden den Helferinnen engeren Anschluß bieten können, weil nicht die große Schwesternzahl Zeit und Kraft der leitenden Stellen voll in Anspruch nimmt und dadurch naturgemäß die Helferinnen nicht so ausgiebig zu allgemeinen Veranstaltungen für die Schwestern mit herangezogen werden können, wie es wünschenswert wäre.

Sehr wichtig ist als Einführung in die Dienstpflichten die ethische Unterweisung der Helferin und ihre Kenntnis der Geschichte und der Aufgaben der großen Sache, der zu dienen auch sie an ihrem begrenzten Teil berufen ist. Das Rote Kreuz muß mit tüchtigen Helferinnen an ihrem bescheidenen Platz ebenso sicher rechnen können wie mit seinen Vollschwestern. Das Heer im Kriegsfall rechnet auf seine Offiziere und aktiven Mannschaften, wie auf seine Reservisten.

„In der Begrenzung liegt der Meister." Die Helferin muß das, was ihr zu tun obliegt, ganz und voll leisten und nicht darüber hinaus sich betätigen wollen in einer Richtung, die über ihre Vorbildung hinausgeht.

Sie muß vor allem Arbeit sehen lernen, sehen wo es fehlt, sich nicht auf jede Arbeit stoßen lassen oder gar manche Arbeit ihrer nicht würdig finden und an ihr vorbeigehen mit dem Bemerken: „Das ist nicht Helferinnenarbeit." Diese Begrenzung hat nur ihre Berechtigung nach oben hinauf, weil die Helferin der Arbeit nicht gewachsen ist, nicht nach unten, weil sie ihr zu gering ist.

Freiwillige Tätigkeit ist nur insoweit freiwillig, als sie sich aus freiem Willen stellt. Ist die Gestellung erfolgt, muß die Arbeit getan werden, wie sie von den Vorgesetzten verlangt wird, ohne Gegenrede oder Besserwissen, in unbedingter Unterordnung und Pflichttreue auch von der Helferin.

Ihre Stellung im Privatleben fällt von ihr ab, wie das Privatkleid, wenn sie im Amt ist. Ihre dienstliche Stellung ist bestimmend und hat in ihrem ganzen Verhalten zum Ausdruck zu kommen. Auch sie vertritt eine gewisse Würde als Hilfskraft, sie wird durch ihr Kleid oder Überkleid, ihre Brosche und Armbinde kenntlich, ein Glied des Pflegestabes. Die Helferinnentracht ist nur für den Dienst bestimmt, nicht für die Straße und Gesellschaft. Das ernste Kleid soll nicht zur Äußerlichkeit werden, mit der man sich interessant macht.

Sie hat sich aller auffallenden Äußerlichkeiten im Anzug, in der Haartracht, die des unhygienischen Aufbaues entbehren muß, zu enthalten, sie ist nicht mehr Privatperson, sie ist Helferin, offizielle Persönlichkeit, die sich gegebenen Regeln zu fügen hat wie jede andere Mitarbeiterin unter dem Roten Kreuz.

Sie hat den Schwesterntitel, der ihr von Außenstehenden auf ihre Diensttracht hin oft gegeben wird, nicht zu führen. Der Schwe=

sterntitel hängt in seinem wahren und einzig berechtigten Sinn nicht an Kleid und Haube, sie sind das Sinnbild. Der Schwesternname gebührt nur der Vollkraft, die ihr ganzes Leben in die Pflegearbeit stellt, sie theoretisch, technisch und ethisch voll auszufüllen bestrebt ist.

Auch hier heißt es für die Helferin sich bescheiden, und wenn sie recht empfindet es abzulehnen, wenn man sie mit fremden Federn, dem Schwesternnamen, schmücken will. Jedem das Seine! Ehre, wem Ehre gebühret!

Es steht jeder Helferin frei, wenn sie den Ernst des Krankenpflegedienstes erfaßt hat, sich den Anstrengungen gewachsen fühlt und sich der Selbstentäußerung, die sie fordert, bewußt ist, sich als Hilfs= oder Vollschwester in die Reihen einstellen zu lassen. Die Tüchtige wird hochwillkommen sein und ihre Befriedigung finden.

Das Rote Kreuz braucht eine ungezählte Menge warmer, weicher, starker Frauenhände zu seinem Liebeswerk.

Es wird jede hilfsbereite Hand an ihrem Platz gleich hoch bewertet, wenn sie ernste Arbeit sucht, nicht nur im Begeisterungsüberschwang wahllos die Hand nach einer Arbeit ausstreckt, zu der man berufen sein muß. Menschenleben sind der Einsatz. Pflegearbeit ist nicht jedermanns Arbeit.

Besonders Helferinnenausbildung, die in einer kurzen Spanne Zeit die allernötigsten praktischen und theoretischen Kenntnisse zu bewältigen hat, fordert einen Bildungsgrad, der die Aufnahmefähigkeit dafür mitbringt. Die Aufnahmemöglichkeit muß von diesem Gesichtspunkt bestimmt werden. Es kommt auf die Qualität, nicht auf die Quantität der Helferinnen an, mit denen jeder Verband zu rechnen hat, wenn in der Stunde der Not, wo das Vaterland jede zuverlässige Kraft braucht, einzelnen zurückbleibenden, geschulten Kräften, die Hilfsschwestern und Helferinnen, erstere für manche Posten zum Ersatz, je nach Befähigung, letztere zu Hilfsleistungen unter der Leitung von Vollschwestern zur Seite gestellt werden.

Die Verwendung der Helferin im Kriegsfall richtet sich nach dem Bedarf und der Befähigung. Außer zur Unterstützung der Schwester bei der Pflege am Krankenbett, kann sie zum Dienst an Erfrischungs- und Verbandstellen bei durchgehenden Verwundetentransporten auf Bahnhöfen Verwendung finden. Wo Befähigung und Ausbildung vorhanden ist, kommen auch Küche- und Wäscheversorgung in Vereinslazaretten in Frage, Besorgung von Korrespondenz usw. Sie kann in Krippen zur Verwendung kommen, in Gemeindepflege, sozialer Arbeit, wohlgemerkt aber nur unter Leitung und zur Unterstützung von Vollkräften. Gerade auch diese Gebiete fordern Erfahrung, die Hilfsbereitschaft, der Tatendrang und gute Wille allein tut's nicht.

Die Helferin ist nicht nur für die direkte Pflege Verwundeter gedacht, sondern auf allen Pflegegebieten und Arbeitsgebieten des Roten Kreuzes zu verwenden, wo Schwesternentlastung im Frieden oder im Kriege notwendig wird.

Sie sollte auch bei der Meldung durch Verpflichtungsscheine, die zu unterzeichnen sind, über diese Art der Verwendung Klarheit erhalten.

Festzustellen wäre auch, ob Helferinnen, für die die Vereine keine Versorgung übernehmen, auch in Infektionsabteilungen zu verwenden sind.

Ferner müßte die Frage geregelt werden, ob die Helferinnen nur auf Wunsch außerhalb ihres Wohnorts zu beschäftigen sind.

Die Helferin arbeitet ohne Entgelt. Sie hat keinen Anspruch auf freie Wohnung und Kost, wenn letztere in den meisten Vereinslazaretten auch gewährt wird. Nicht überall wird ihr freie Fahrt auf den elektrischen Bahnen zugebilligt. Die Kriegstätigkeit der Helferin ist also meist mit pekuniären Opfern verbunden.

Für den Umfang ihrer Verwendung in den Reservelazaretten sind bestimmte Richtlinien gegeben. Die Verwendung hat in einem bestimmten Verhältnis zu der Verwendung von Vollschwestern zu erfolgen.

Es ist also nicht in die Hand der ausbildenden Vereine allein gegeben, diese Hilfskräfte in beliebiger Zahl nach Bedarf einzustellen. Darum können nicht alle Wünsche der Helferinnen nach sofortiger Betätigung gleichzeitig erfüllt werden.

Es heißt für sie wie für die in der Kriegskrankenpflege beschäftigten Schwestern immer wieder eine wichtige Tugend üben, die Geduld. Sie ist in der Kriegskrankenpflege mit dem ständig wechselnden Bedarf an Pflegekräften doppelt am Platz und muß von allen Beteiligten gefordert werden als wichtiger Faktor der Kriegsdisziplin.

Nicht genug kann betont werden, daß die Verwendung der Helferin sich lediglich auf das Heimatsgebiet beschränkt. Immer wieder taucht der naive, aber völlig irrige Glaube auf, daß die Helferin mit den Kenntnissen einer Helferinnenausbildung den Pflegeanforderungen der Etappen, die mit der operierenden Feldarmee den Kriegsschauplatz bilden, gewachsen sein könnte. Gerade dort sind ganze Menschen nötig, die über reiches Können verfügen, gestählt sind, körperlich und seelisch, durch die Anforderungen großer Krankenhausbetriebe. Schwestern, die Umsicht haben, erfinderisch sind, wo's gilt aus nichts etwas zu machen, die Mut und Freudigkeit auch unter schwierigen Verhältnissen nicht verlieren. Ihnen zugesellt können junge ausgebildete Kräfte werden, die alle Anwartschaft für die Kriegsforderungen und den Schatz der Jugendkraft mitbringen und sich unter den Führerinnen die Sporen verdienen, um durch Erfahrung zu künftigen Führerinnen zu werden.

Immer wieder sei darauf hingewiesen, daß in der Heimat wie im Feld jeder Arbeit von gleicher Wichtigkeit und gleichem Wert leistet, die dem Ganzen, dem Vaterland zugute kommt, wenn er sie mit aller Hingebung erfüllt.

Die Stellung der Helferin zu den Vorgesetzten und ihre Ausbildung.

Die Helferin untersteht dem Vorstande desjenigen Verbandes, der ihre Ausbildung veranlaßt und sie in seinen Listen führt. Sie hat dem Ruf zur Dienstübung und eventueller Einberufung im Kriegsfall zu folgen. Selbstlose Hingebung, die nicht das Ihre sucht, wird auch von ihr gefordert, deshalb hat sie sich der zugeteilten Arbeit zu unterziehen, auch wenn sie nicht dem eigenen Wunsch entspricht, der nicht immer Berücksichtigung finden kann, auch wenn die Äußerung statthaft ist.

Wenn anderweitige Pflegetätigkeit übernommen wird, ist der Verein zu benachrichtigen, in dessen Listen sie geführt wird.

Die Helferin ist dem die Ausbildung leitenden Arzt unterstellt. Das dienstliche Verhältnis hat jederzeit zum Ausdruck zu kommen.

Die Helferin tritt hinter der Schwester, die mit dem betreffenden Arzt als Stationsschwester arbeitet, zurück, erhält ihre ärztlichen Anweisungen meist durch die Schwester und hat dieses Dienstverhältnis einzuhalten. Sich an den Arzt zu wenden, wenn die Schwester ihr eine gewünschte Arbeit nicht überträgt, ist unstatthaft. Die Schwester hat für alle auf ihrer Station ausgeführten Verordnungen einzustehen, also der Helferin nur zu überlassen, wofür sie sie für fähig hält. Sie muß dienstlich im Hintergrund bleiben.

Der im Privatleben übliche gesellschaftliche Verkehrston muß einem dienstlichen weichen. Unnötige Unterhaltung mit männlichen oder weiblichen Gliedern des Pflegestabes hält von der Arbeit ab.

Die Helferin ist bei Einberufung dem Chefarzt des betreffenden Lazaretts und dem Stationsarzt unterstellt.

Die Oberin oder Oberschwester der Anstalt, in der die Helferin ihre Ausbildung erhält, ist ihre Vorgesetzte.

Es wäre dankbar zu begrüßen, wenn es diese Vorgesetzten ermöglichen könnten, auch den Helferinnen bei der Einführung in den Kursus einen Hinweis auf die ethischen Pflichten der Helferin zu geben und damit einen vertiefenden Einfluß auf die Helferinnenarbeit anzustreben.

Die Helferin arbeitet unter den zu erziehenden Verbandsschülerinnen, es ist auch für diese wichtig, daß kein anderer als streng disziplinierter Ton unter den Arbeitenden und auf der Arbeitsstätte herrscht. Der ungebundene Ton des Privatlebens darf nicht hineingetragen werden. Alle kleinen Unbequemlichkeiten und Opfer, die das erheischt, sind von der Helferin als Tribut anzusehen, der gezahlt werden muß, wenn man sich als Glied eines ernsten Arbeitsbetriebes freiwillig einreiht.

Soweit angängig, wird die Oberin gut tun, die Helferinnen auch außer der Übungszeit mit dem ausbildenden Verband in Fühlung zu halten durch Heranziehung zu Vorträgen usw. Das offizielle Vereinsblatt, „Das Rote Kreuz", zum mindesten das Schwesternblatt daraus, sollte jede Helferin regelmäßig lesen, um in die Arbeitsauffassung hineinzuwachsen. Auch die Literatur über die ethische Seite der Krankenpflegetätigkeit sollte ihr durch Empfehlung der Oberin oder durch Entleihung zugängig gemacht werden.

Oberin Wickel, Kiel, „Meine Lebensanschauung". Präsident Chuchul, Hallesche Str. 51, Stendal.

Dr. Osius, „Unterrichtsstunden für Schwestern vom Roten Kreuz". Mittler & Sohn, Berlin.

Oberin von Zimmermann, „Was heißt Schwester sein". Julius Springer, Berlin.

Oberin von Stramberg, „Schwesternethik".
Zentralkomitee vom Roten Kreuz, Berlin am Karlsbad.

Manche ernst veranlagte Helferin wird bei engerem Zusammenschluß mit dem Mutterhaus veranlaßt werden, bei der Pflegearbeit und dem sie ausbildenden Mutterhaus als Hilfsschwester oder Berufsschwester zu bleiben, womit dem Roten Kreuz gedient ist.

Die Helferin hat sich ferner der sie anleitenden Schwester zu unterstellen, genau nach ihrer Weisung zu arbeiten. Sie muß sich jeder Art Übergriffe durch zu selbständiges Arbeiten enthalten. Von einer selbständigen Arbeit kann in einer Ausbildungszeit von sechs Wochen überhaupt nicht die Rede sein. Am leichtesten neigen diejenigen dazu, die die Arbeit nicht übersehen, aber überzeugt sind, alles zu können und nicht verstehen wollen, daß sie in der ersten Zeit an Schwerkranke nicht herangelassen werden können, sondern ihre Übungen an Leichtkranken machen müssen, bis sie nicht mehr schaden können, auch durch Übereifer.

Wie oft hört man bei der Helferinnenausbildung, es gibt nicht genug zu tun, von den Lernenden, von den Lehrenden, die Helferinnen sehen die Arbeit nicht. Oder es heißt auch einmal lobend, die Helferin müßte Schwester werden, sie scheut sich keiner Arbeit und nützt mir so viel wie eine Schülerin.

Das sollte jede Helferin anstreben, als Schülerin sich fühlen, auch die kleinen Dinge wichtig nehmen und sie üben, bis die Zeit für größere kommt.

Auch wenn sie länger auf Station ist, kommt es ihr nicht zu, Lehrschwestern anzustellen.

Richtiges Verständnis muß die Helferin auch für die aufreibende Arbeit erhalten, die ihre Ausbildung der lehrenden Schwester auferlegt, da es sich meist um Massenausbildung handelt. Da gilt es nicht gedankenlos fragen, sondern aufpassen, beobachten, absehen und dann den günstigen Moment finden, um sich Erläuterungen über Dinge geben zu lassen, die zu wissen not tut. Fragen über Dinge, die nicht in die Pflegetätigkeit aber in die ärztliche Tätigkeit gehören, sollten zuvörderst unterbleiben.

Wichtig ist es für die Helferin vor allem, daß sie den Kranken richtig zu betten, zu reinigen, ihn zu stützen, zu füttern, zu lagern versteht und die nötige Geschicklichkeit in all diesen Handgriffen besitzt. Ferner, daß ihr Infektion und Desinfektion, Asepsis und Antisepsis geläufige, in der Praxis richtig angewendete Begriffe werden.

Sie sollte nach der Prüfung von den Lehrenden besonders darauf aufmerksam gemacht wer=

den, daß jede Wiederholungsmöglichkeit des theoretischen Unterrichts von ihr eifrig benutzt werden muß. Sie wird bei dem vollständig neuen Gebiet, dem sie gegenübersteht, vom Wiederholungskurs Klarheit über manches erhalten, was ihr bei dem ersten Unterricht entgangen ist und so ihr Verständnis für das Gelehrte vertiefen.

Auch für die praktische Tätigkeit sind die geforderten Wiederholungskurse das besonders Fördernde, weil in der Einzeleinstellung der Helferin unter die Schwester die Übung für sie erst richtig einsetzt, damit die Gewandtheit in den Pflegehandlungen erzielt wird.

Ebenso wichtig ist, daß sie Auge und Sinn für die nötige Sauberkeit in der Umgebung des Kranken hat, der Schwester dabei richtig zur Hand geht und diese Dienste richtig bewertet — als wichtig, nicht als nichtig. Sie soll nicht meinen oder es gar aussprechen, das seien Dienstbotenarbeiten. Weil eben Dienstboten oft für die verantwortlichen, kleinen, der Sauberkeit dienenden Arbeiten nicht zuverlässig genug sind, werden sie vielfach den Pflegekräften überlassen, grobe Arbeiten den Dienstboten.

Sehr zu empfehlen, besonders bei Massenausbildung, die immer Notbehelf sein wird, ist die Ausstellung von Zensuren beim Arbeits=

wechsel wie bei den Schülerinnen, wodurch eine Beurteilung für spätere Verwendung so viel eingehender und übersichtlicher ist. In das Ausweisbuch, das jede Helferin als Legitimation und zur Eintragung von Dienstübungen erhält, können kleine Schwächen und Mängel nicht eingetragen werden, die der Abhilfe bedürfen und bei den späteren Übungen ins Auge gefaßt werden könnten. Dem theoretischen Unterricht, der im Umfang des Unterrichtsbuchs für die weibliche freiwillige Krankenpflege von Generalarzt J. D. Körting, in der kurzen Zeit der Helferin an Kenntnissen verhältnismäßig mehr bringt, als nur sechs Wochen praktische Arbeit am Krankenbett in der Pflegetechnik Übung und Erfahrung geben können, sollten sich, wenn es sich um Ausbildung einer größeren Anzahl handelt, praktische Übungsstunden in kleineren Gruppen anschließen und so für den Dienst am Krankenbett vorbereiten. Die anleitende Schwester kann unter vielen, jede einzelne Helferin mit den Handgriffen am Krankenbett (Bettenmachen, Heben, Tragen, Umbetten usw.) nicht so vertraut machen wie nur eine ihr beigegebene Schwesternschülerin. Die Helferin muß die Handgriffe beherrschen, um an die Kranken herangelassen zu werden, **und** um die Schwester schließlich unterstützen zu können.

Sechs Wochen theoretische und sechs Wochen praktische Arbeit wird die Mindestanforderung sein, die an die Helferinnenausbildung zu stellen ist. Ob diese Ausbildung hintereinander oder nebeneinander herzugehen hat, darüber sind die Ansichten geteilt. Es wird sich das auch nach den lokalen Verhältnissen zu richten haben. Bei nebeneinander hergehenden praktischen und theoretischen Übungen wird nur halbe Tage Dienst, drei Wochen vormittags, drei nachmittags, anzuraten sein. Auf diese Weise wird die Helferin mit dem vollen Tagesdienst vertraut und hat genügend Zeit zur Vorbereitung für den theoretischen Unterricht, der immerhin für die sechs Wochen ein erhebliches Pensum auf einem ganz neuen Gebiet zu verarbeiten gibt. Zu berücksichtigen bleibt dabei noch, daß der Krankendienst für die Helferin eine ungewohnte körperliche Anstrengung bildet, die nicht ohne Einfluß auf die geistige Aufnahmefähigkeit bleibt.

In den letzten drei Wochen wird es sich empfehlen, die Helferin neben einer Schwester zur Nachtwache heranzuziehen, um sie auch mit dem verantwortungsvollsten Teil des Pflegedienstes bekannt zu machen.

Sich zur willkommenen Hilfe heranzubilden und die Schwester durch ungenügende Mitarbeit nicht nur noch mehr zu belasten, liegt in der Hand jeder strebsamen Helferin.

Damit bestimmt sie selbst den Grad der Befriedigung, den sie in dieser Hilfstätigkeit unter dem Roten Kreuz unter einer tüchtigen Schwester zu erringen vermag.

Pflichterfüllung der Helferin im rechten Geist.

Um Pflichten zu erfüllen, muß das Verständnis für sie vorhanden sein. Je fremder der Pflichtenkreis ist, in den man eintritt, um so sorgfältiger wird man sich auf ihn einzustellen haben, äußerlich und innerlich.

Aus dem ungebundenen Privatleben mit dem modernen Wahlspruch: „Erlaubt ist was gefällt" tritt die Helferin in das Hospitalleben mit der Haus= und Dienstordnung. „Unterordnung" wird die Losung.

Schon das Äußere der Helferin hat sich dem Ernst der Umgebung und ihrer Dienststellung anzupassen. Das Dienstkleid oder weiße Überkleid ist vorschriftsmäßig zu tragen, fußfrei, nicht beinfrei, am Hals geschlossen, nicht ausgeschnitten.

Modesprünge haben am Krankenbett haltzumachen. Hier wirken sie abstoßend, ungehörig.

Haaraufbau mit Spangen und Bändern ist nicht am Platz, zu lockeres Haar ist unhygienisch am Krankenbett, wird beim Bücken, Heben unordentlich, fällt ins Gesicht über Augen und Ohren, wirkt unappetitlich. Armbänder, Ringe, letztere als unhygienisch, sind zu Hause abzulegen. Schmuckgegenstände im großen Betrieb im Krankenhaus abzulegen, wo ein stetes Kommen und Gehen herrscht, kann zu Verlusten und ungerechtem Verdacht oder Beschuldigungen führen. Ein Arm mit goldenen Armbändern, der die Bettschüssel reicht, wirkt lächerlich.

Dem unauffälligen Äußeren der Helferin soll die Haltung entsprechen. Sie darf nirgends im Dienstbereich ungebunden sein.

Auch die Helferin hat eine dienstliche Stellung, selbst als Lernende. Sie hat sich dem dienstlichen Ton des Krankensaals anzupassen. Keine Unterhaltung über den Saal weg, kein Singen bei der Arbeit. Zum Sitzen sind nur Stühle zu benutzen. Auf Betten, Tischecken, Heizungsanlagen zu sitzen, ist unstatthaft. Am Krankenbett zur Visite wird in dienstlicher Haltung gestanden, nicht angelehnt.

Wenn die Helferinnen nicht am Krankenbett beschäftigt sind, sollen sie sich im Beobachten der Kranken, der Krankheitserscheinungen, im Verbinden, im Kurvenziehen üben, nicht Arm in Arm im Garten spazieren oder plaudernd beisammensitzen.

Die Arbeitszeit an sich ist kurz genug und soll voll ausgenutzt werden.

Die Reinigungsarbeiten auf Station, mit Ausnahme der gröbsten, sollen beherrscht werden. Die Sauberkeit auf der Krankenstation gehört zu den Heilfaktoren. Darum ist jeder solcher Dienst wichtig. Das rechte Auge für peinlichste Sauberkeit, nicht nur an der eigenen Person, sondern am Kranken, seiner Umgebung, allen Pflegegerätschaften ist Vorbedingung auch für die Helferin. Händewaschen nach jeder Pflegehandlung und vor jeder Mahlzeit ist Pflegegesetz und ist der sicherste Schutz gegen Infektion.

Wichtig ist, daß die Helferin sich an Pünktlichkeit gewöhnt im Kommen und Gehen zur und von der Arbeit und den Unterrichtsstunden, im Ausführen der Obliegenheiten, dann erst kommt die rechte Straffheit in die Arbeitserfüllung. Unpünktlich ist nur der, der den Wert der Zeit nicht kennt und derjenige, dem die nötige Selbstzucht fehlt.

Ein Arbeitsglied, das sich nicht auf die Grundelemente praktischer Pflegearbeit, Sauberkeit, Pünktlichkeit, Ordnung einstellen kann, wirkt störend im Krankendienst. Auch die Helferin muß Ordnungssinn besitzen, nichts liegen und stehen lassen, alles Gebrauchte an den be=

stimmten Ort stellen, damit jedes Ding im Dunkeln gefunden werden kann.

Diese Forderungen sind nicht als kleinlich zu betrachten. Genialität liegt in der Krankenpflegearbeit nach anderer Richtung. Nur die Helferin, die auch Kleinigkeiten am Krankenbett als wichtig bewertet, wird zuverlässig sein. Nur der Zuverlässige arbeitet gewissenhaft.

Gewissenhaftigkeit ist Vorbedingung auch für die Hilfsarbeit am Krankenbett. Nichts darf von der Helferin leicht genommen werden, nichts weggeschüttet oder ungenau angegeben werden, Temperaturen nicht ohne zu messen angeschrieben werden. Immer wieder muß sie sich sagen, daß ihre ganze Tätigkeit die verantwortliche Stationsschwester belastet. Sie hüte sich vor verfrühter Selbständigkeit, das kann nicht genug wiederholt werden.

Gebunden ist auch die Helferin an das Berufsgeheimnis nach § 300 des Strafgesetzbuches über Schweigepflicht. Was sie in Ausführung ihres Helferinnendienstes sieht und hört oder was ihr anvertraut wird in ihrem Amt, darf sie nicht offenbaren, auch nicht Diagnosen, die den Patienten in bösen Leumund bringen. Sie kann auf Antrag mit 1500 Mark oder bis zu 3 Monaten Gefängnis bestraft werden.

Auch untereinander sollten Helferinnen in

elektrischen Bahnen, in Eisenbahnwagen nicht ihre Tätigkeit in den Krankenhäusern zum Gegenstand der Unterhaltung machen, an der das übrige Publikum zuhörend teilnimmt, wie das öfters vorkommen soll. Es wirkt zu leicht als Prahlerei, sich interessant machen wollen und bringt zu leicht in die Gefahr, über Unzulässiges zu sprechen.

Die Helferinnen sollten immer bedenken, daß die sie ausbildenden Vereine Gastfreundschaft in den städtischen oder militärischen Ausbildungsstätten genießen, die ihnen für die vaterländischen Zwecke bereitwillig geöffnet werden. Sie möchten sich nie zu abfälligen Urteilen über Einrichtungen, Beköstigung usw. in denselben verleiten lassen. Abgesehen davon, daß ihnen eine Urteilsfähigkeit aus Mangel an Erfahrung nicht zuerkannt werden kann, wird damit das Gastrecht empfindlich verletzt und berechtigter Anlaß gegeben, gastliche Krankenhaustore vor ihnen zu schließen.

Takt wird auch die Helferin in reichem Maße haben müssen.

An die Empfindung der Patienten muß sie denken, wenn ihr Pflegehandlungen Widerwillen einflößen. Selbstbeherrschung muß ihr helfen, davon nichts merken zu lassen.

Takt wird sie lehren, ihre Unterhaltung mit Kranken in bestimmten Grenzen zu halten, um

Redereien zu vermeiden, ihnen gerecht zu werden, ohne unnötige Vertraulichkeiten.

Klagen wird sie an die rechte Stelle bringen, an die Stationsoberschwester, die sie, wenn sie begründet sind, dem Stationsarzt weitergibt.

Unbegründete Klagen wird sie in freundlicher Weise zu widerlegen suchen und begütigend auf Unzufriedene einwirken. Vor allem wird sie solche Klagen, begründete oder unbegründete, nicht hinaustragen in ihre Familien- und Bekanntenkreise, damit Klatsch verbreiten und gegen das vornehmste Gebot des Taktes verstoßen.

Geduld wird sie schwierigen, unleidlichen Kranken gegenüber zu üben haben, sich nicht in ihrer Arbeitsfreudigkeit dadurch beeinträchtigen lassen dürfen und auch nicht in ihrer gleichmäßig, heiteren Stimmung.

Gleichmäßige Freundlichkeit Kranken und Mitarbeitenden gegenüber, wird auch zu den höheren Pflichten der Helferin gehören. Auch von ihr muß Selbstverleugnung gefordert werden, Hintansetzung der eigenen Person, aller persönlichen Empfindungen, wenn der Krankenhilfsdienst es fordert.

Die Pflichterfüllung im geforderten Sinn wird sich von selbst ergeben, wenn der Begriff der Disziplin auch der Helferin nicht nur bloßes Wort, leerer Schall bedeutet.

Pflichterfüllung der Helferin im rechten Geist.

Wenn sie sich als Sandkorn fühlen lernt, das im Mörtel die Steinquadern zusammenhält, die das Fundament für den Riesenbau der Hilfstätigkeit unter dem Roten Kreuz bildet, wird in ihr das Verständnis lebendig werden, daß zu einem Ganzen festes Gefüge alles Einzelnen gehört. Dieses feste Gefüge im lebendigen Zusammenschluß von vielen Köpfen und Händen, ist eiserne Disziplin.

Baut die Helferin ihr Wirken als Hilfskraft unter dem Roten Kreuz auf diesem ehernen Sockel auf, ist es nicht auf Sand gebaut.

In diesem Geist getan, wird auch ihre unterstützende Hilfsarbeit nicht nur ihr selbst, sondern allen Hilfsbedürftigen unter dem Roten Kreuz zum Segen gereichen.

Krönen muß sie ihre Arbeit durch Treue!

Wie jeder deutsche Mann die Treue zu Kaiser und Reich auf dem ersten und dem letzten Platz im Feld mit seinem Blute freudig besiegelt, soll die deutsche Frau in der Kriegskrankenpflege auf dem ersten und dem letzten Platz freudig Treue halten ihrem Vaterland an den Verwundeten unter allen erschwerenden Umständen, die ihre Kriegsarbeit sowohl im Feld als im Heimatsgebiet bietet.

In festem Gottvertrauen, daß der Lenker der Schlachten nicht nur Wunden schlägt, sondern sie auch heilt, setze jede in echtem weiblichem Mitgefühl in ihrer Pflege ihr Bestes ein in treuester Pflichterfüllung.

So dient sie ihrem Vaterlande wie der deutsche Soldat!

Treue halte die Helferin als jüngstes Glied des Pflegestabes unter dem Roten Kreuz allezeit der großen Sache, in deren Dienst sie sich freiwillig gestellt hat und mache dem „Roten Kreuz auf weißem Feld", unter dem sie zum Vaterlandsdienst zugelassen wird, Ehre auf jedem Platz, an den die Pflicht sie ruft.

„Kein Ruhm währt länger, als der Ruhm der Treue!"

Verlag von Julius Springer in Berlin

Was heißt Schwester sein?

Beiträge zur ethischen Berufserziehung

Von

Schwester **Anna von Zimmermann**
Oberin

Zweite Auflage

In Leinwand gebunden Preis M. 1.50

Bei gleichzeitigem Bezug von mindestens 20 Exemplaren
je M. 1.25

Pflichten und Rechte der Oberin

Von

Schwester **Anna von Zimmermann**
Oberin

Preis M. 2.—;
in Leinwand gebunden M. 2.60

Zu beziehen durch jede Buchhandlung

Verlag von Julius Springer in Berlin

Leitfaden der Krankenpflege
in Frage und Antwort

Für Krankenpflegeschulen und Schwesternhäuser bearbeitet

Von

Stabsarzt Dr. **J. Haring**

bislang staatlicher Prüfungskommissar an der Krankenpflegeschule des Carolahauses zu Dresden

Mit einem Vorwort von

Geh.=Rat. Prof. Dr. med. **A. Fiedler**

Dritte, verbesserte Auflage. — Unveränderter Neudruck (11.—13. Tausend)

Kartoniert Einzelpreis M. 2.—

Bei Bezug von 10 Exemplaren auf einmal je M. 1.75

Jedermann, der Gelegenheit hat, Kurse über Krankenpflege für Krankenschwestern und solche, die es werden wollen, zu halten, wird dieses Büchlein mit Freude begrüßen. Alles, was bis jetzt in dieser Richtung zur Verfügung stand, ist entweder zu idealisiert oder zu theoretisch. Einen richtigen Mittelweg hat in diesem Büchlein der Autor gefunden. *Wiener klin. Rundschau, 1912, Nr. 47.*

Zu beziehen durch jede Buchhandlung

Verlag von Julius Springer in Berlin

Pflege und Ernährung des Säuglings
Ein Leitfaden für Pflegerinnen und Mütter

Von

Dr. **M. Pescatore**

Fünfte, verbesserte Auflage (24.—29. Tausend)

Bearbeitet von

Professor Dr. **Leo Langstein**

Direktor des Kaiserin Auguste Victoria-Hauses zur Bekämpfung der Säuglingssterblichkeit im Deutschen Reiche, Berlin-Charlottenburg

Kartoniert Preis M. 1.—

Säuglingspflegefibel

Von

Schwester **Antonie Zerwer**

Mit einem Vorwort von Prof. Dr. **Leo Langstein**

Direktor des Kaiserin Auguste Victoria-Hauses zur Bekämpfung der Säuglingssterblichkeit im Deutschen Reiche, Berlin-Charlottenburg

Dritte, unveränderte Auflage

Mit 42 Abbildungen nach Photographien aus dem Kaiserin Auguste Victoria-Haus

Einzelpreis 90 Pf.

Bei Abnahme von mindestens 20 Exemplaren 80 Pf., von mindestens 50 Expl. 70 Pf., von mindestens 100 Expl. 60 Pf.

Zu beziehen durch jede Buchhandlung

Verlag von Julius Springer in Berlin

Gesundheitsbüchlein

Gemeinfaßliche Anleitung
zur Gesundheitspflege

Bearbeitet im
Kaiserlichen Gesundheitsamt

Sechzehnte Ausgabe

Mit Textabbildungen und drei farbigen Tafeln

Kart. Preis M. 1.—; in Leinwand geb. M. 1.25
20 Exemplare auf einmal kart. je M. 0.80; geb. je M. 1.—

Kinderpflege-Lehrbuch

Von
Dr. med. **Arth. Keller** u. Dr. med. **Walter Birk**
Professor in Berlin • Privatdozent in Kiel

Mit einem Beitrag
von Dr. med. **Axel Tagesson Möller**

Zweite, umgearbeitete Auflage

Mit 40 Textabbildungen

Kartoniert Preis M. 2.—

Zu beziehen durch jede Buchhandlung

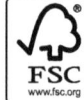

MIX
Papier aus verantwortungsvollen Quellen
Paper from responsible sources
FSC® C105338

If you have any concerns about our products,
you can contact us on
ProductSafety@springernature.com

In case Publisher is established outside the EU,
the EU authorized representative is:
**Springer Nature Customer Service Center GmbH
Europaplatz 3, 69115 Heidelberg, Germany**

Printed by Libri Plureos GmbH
in Hamburg, Germany